DU

LÉONTIASIS SYPHILITIQUE

ÉTUDES SUR QUELQUES CAS

DE

SYPHILIDES HYPERTROPHIQUES DIFFUSES

DE LA FACE EN PARTICULIER

PAR

L.-J. Clovis GOUTARD,

Docteur en médecine de la Faculté de Paris,
Ex-interne de l'hôpital du Mans.
Externe des hôpitaux de Paris.

AVEC UNE PLANCHE
En chromo-lithographie.

PARIS
LIBRAIRIE J.-B. BAILLIÈRE ET FILS
19, rue Hautefeuille, près le boulevard Saint-Germain

1878

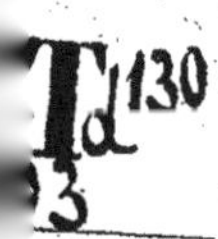

DU

LÉONTIASIS SYPHILITIQUE

ÉTUDE SUR QUELQUES CAS

DE

SYPHILIDES HYPERTROPHIQUES DIFFUSES

DE LA FACE EN PARTICULIER

DU

LÉONTIASIS SYPHILITIQUE

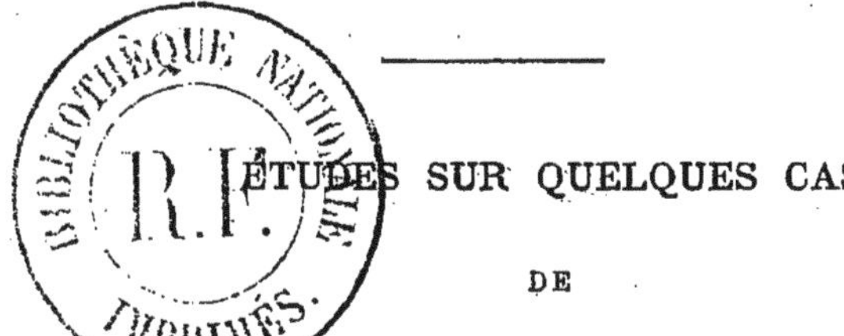

ÉTUDES SUR QUELQUES CAS

DE

SYPHILIDES HYPERTROPHIQUES DIFFUSES

DE LA FACE EN PARTICULIER

PAR

L.-J. Clovis GOUTARD,

Docteur en médecine de la Faculté de Paris,
Ex-interne de l'hôpital du Mans.
Externe des hôpitaux de Paris.

AVEC UNE PLANCHE
En chromo-lithographie.

PARIS
LIBRAIRIE J.-B. BAILLIÈRE ET FILS
19, rue Hautefeuille, près le boulevard Saint-Germain

1878

TABLE DES MATIÈRES

INTRODUCTION.

Pendant notre dernière année d'études il nous a été donné d'observer dans le service de M. le Dr Raynaud, à l'hôpital Lariboisière, un cas de syphilide cutanée assez rare, dont le diagnostic ne manqua pas d'être entouré de certaines difficultés. Il était en effet impossible de rapporter cette forme insolite à aucune autre des formes jusqu'ici décrites. La seule lésion cutanée qui se manifesta était l'hypertrophie, et la teinte cuivrée. Existe-t-il donc des syphilides hypertrophiques? L'hypertrophie peut-elle être la seule lésion élémentaire d'une syphilide? Ce cas si intéressant nous donna l'idée de rechercher si dans la littérature médicale, nous pourrions trouver des cas analogues. Nos recherches ont été vaines.

Le but de ce travail inaugural est donc de mettre en lumière le cas que nous avons pu observer. Nous avons été encouragé dans cette voie par notre maître M. le Dr Raynaud, à qui nous ne saurions trop témoigner ici publiquement toute notre reconnaissance pour les conseils et les encouragements qu'il n'a cessé de nous prodiguer. M. le Dr A. Fournier, dont nous avons aussi eu le bonheur d'être l'élève, a bien voulu nous communiquer plusieurs observations qui lui sont personnelles. Nous souvenant de ses leçons si savantes de l'hôpital Saint-Louis, nous lui devons un double tribut de remerciements et de reconnaissance.

Après avoir exposé les faits, et les avoir commentés, nous discuterons leur place nosologique. Nous rechercherons ensuite les points de ressemblance qu'ils peuvent avoir avec les manifestations cutanées voisines. Nous terminerons par quelques conclusions.

Nous avons cru devoir ajouter à ce travail une planche en chromo-lithographie, due au talent bien connu de M. F. Meheux, auquel nous devons aussi des remerciements pour la façon dont il s'est acquitté de cette tâche. Cette planche complétera la description de la forme de syphilide que nous étudions ; elle la fera mieux comprendre.

DU

LÉONTIASIS SYPHILITIQUE

ÉTUDE SUR QUELQUES CAS

DE

SYPHILIDES HYPERTROPHIQUES DIFFUSES

DE LA FACE EN PARTICULIER

DÉFINITION — HISTORIQUE.

Nous donnons le nom de *Léontiasis syphilitique*, *syphilide Léontiasique*, à l'affection cutanée que nous avons pu observer chez la malade dont on trouvera l'observation détaillée plus loin, et qui est le point de départ de ce travail. Les arguments que nous apporterons à l'appui démontreront si ce titre est justifié. Nous aurons à discuter ce point. Bornons-nous pour le moment à définir d'une manière précise ce qu'il faut entendre, selon nous, par *Léon-*

tiasis syphilitique. C'est une syphilide tertiaire, constituée par un infiltrat diffus de productions probablement gommeuses dans le derme, syphilide localisée à la face, dont les tissus considérablement tuméfiés, tant par le dépôt des produits gommeux que par l'hypertrophie des parties constituantes, lui donnent un aspect spécial rappelant le facies léonin que l'on a coutume de rencontrer chez les spédalsques.

A notre connaissance, aucune description didactique de cette forme n'a été donnée jusqu'ici par les dermatologistes. Certaines formes voisines, assez rares d'ailleurs, ont bien été rapportées par les auteurs, mais elles s'éloignent de celle que nous avons observée, comme nous l'établirons plus loin.

Le mot *Léontiasis* est un terme que nous adoptons. Nous le trouvons tout fait dans la littérature médicale, aussi n'encourons-nous point le reproche de faire un néologisme, et de venir encombrer le champ si vaste de la dermatologie de ce nouveau terme. Le mot est antique, si je puis me servir de cette expression. Au XIe siècle, Constantin l'Africain proposait la division suivante de la lèpre: *Lepra leonina*, *elephantia*, *alopecia*, *tyria*. Aretée, parlant de cette maladie, s'exprime ainsi : « On appelait autrefois cette affection léontiasis, à cause de la ressemblance entre le malade et le lion. » Depuis ce mot a été communément employé dans les descriptions de la lèpre. Alibert décrit la lèpre léontine. On ne se borne point à l'appliquer à la lèpre : M. Bazin l'introduit dans le domaine de la scrofule, et s'en sert pour caractériser la forme qu'il a décrite sous le nom de scrofulide tuberculeuse hypertrophique. Ces faits étant donnés, nous croyons être à l'abri de tout reproche, en décrivant une forme de syphilide sous le nom de léontiasis syphilitique. Nous ne faisons qu'emprunter un terme à deux maladies constitutionnelles pour en enrichir une troisième.

Certes, il eût été plus scientifique de désigner l'affection par ses caractères anatomiques. Mais on comprendra notre réserve sur ce point, et nous espérons que l'on nous saura gré d'être resté exclusivement sur le terrain clinique, et de n'avoir point voulu avancer ce que l'examen microscopique n'avait pu encore venir sanctionner, Voilà pourquoi nous avons préféré donner à ce travail le titre de léontiasis syphilitique, qui manque d'une certaine précision, pour caractériser une affection qui, ainsi que nous tâcherons de le démontrer, n'est à nos yeux qu'une variété de syphilide gommeuse de la peau.

EXPOSÉ DES FAITS.

OBSERVATION I
(personnelle).

Syphilide léontiasique. Syphilide ulcéreuse et gommeuse du voile du palais. (Voir planche).

H... (Rose) est une femme de 59 ans. Elle est née dans le département de Seine-et-Marne, où elle reste occupée aux travaux des champs jusqu'à l'âge de 15 ans. Elle entre ensuite dans une fabrique de sucres à Reims et y travaille six ans. Mariée à 18 ans, elle a trois enfants; le premier meurt à 15 ans, les deux autres à 11. Son mari, qui était d'une bonne santé, meurt au bout de douze ans de ménage.

Dans son enfance, elle s'est toujours bien portée; elle était, dit-elle, d'une bonne constitution. Jamais elle n'a eu ni plaies, ni ulcérations, ni glandes au cou, jamais d'éruptions cutanées. Son mari non plus n'a jamais eu de maladie de peau. Ses parents étaient bien portants.

A 30 ans, elle a la fièvre typhoïde, et prétend que depuis cette époque elle est moins forte du côté gauche.

Depuis dix ans, elle habite Paris, où son hygiène est bonne. Elle fait des ménages et ne présente aucun signe d'alcoolisme.

Toute sa vie, elle a été bien réglée. Depuis dix-huit mois, il n'en est plus de même; ses menstrues sont devenues irrégulières et moins abondantes. Enfin, elle était entrée dans la période de la ménopause, quand, le 28 décembre 1876, elle eut une perte très-abondante qui l'obligea d'entrer à l'hôpital Lariboisière, dans le service de M. Proust.

Tels sont les seuls renseignements que donne la malade sur ses antécédents. Son intelligence est d'ailleurs pour le moment très affaiblie.

Au bout d'une semaine de séjour dans le service de M. le Dr Proust (décembre 1876), les accidents du côté de l'utérus disparaissent, mais tout d'un coup elle se sent prise de mal de gorge, la déglutition des aliments solides devient douloureuse, sa voix devient enrouée. En même temps, sur beaucoup de points du corps que nous indiquons plus loin, apparurent de petites tumeurs rondes, solides, qui, augmentant progressivement de volume, finirent par atteindre celui d'un œuf de pigeon. Ces tumeurs atteignaient leur maximum de développement en quinze jours, puis diminuaient de volume. Enfin, cinq semaines après le début des accidents, elles disparaissaient complètement, sans avoir été le siége ni de suppuration, ni d'ulcération, ni même d'exulcération.

Grâce au traitement qu'on lui institua à cette époque (iodure de potassium, 3 gramm. par jour), ses tumeurs disparurent et sa gorge guérit. Elle quitta l'hôpital le 15 février 1877, dans un état relativement satisfaisant, mais malgré les recommandations qu'on lui fit, ne continua pas le traitement.

Quinze jours à peine s'étaient écoulés depuis sa sortie, qu'elle fut prise de maux de tête très-violents, qui augmentaient le soir et l'empêchaient de dormir la nuit. Sa gorge redevint douloureuse, la difficulté de parler devint très-grande. La faiblesse de son côté s'accentua. De plus, elle s'aperçut que sa physionomie changeait. Chaque jour, elle voyait sa face rougir et augmenter insensiblement de volume.

Elle se décida alors à entrer à l'hôpital Lariboisière, salle Sainte-Mathilde, n° 19, service de M. le Dr M. Reynaud, où elle est encore actuellement.

Etat actuel. — (A l'entrée de la malade dans le service 15 avril 1877). Ce qui frappe avant tout dans l'examen de la malade, c'est la partie inférieure de la face, qui est le siége d'altérations profondes, altérations portant sur l'aspect général de la région, sur sa forme, sa coloration et sa consistance. Les téguments sont considérablement hypertrophiés; cette augmentation de volume donne à ce visage la physionomie, l'aspect léonin qui est la caractéristique d'une des formes de la lèpre des Grecs, qu'on trouve décrite sous le nom de Lèpre léontine, Léontiasis lépreux.

Cette hypertrophie des téguments du visage s'étend depuis la partie inférieure des orbites, épargne le nez, envahit ses ailes et ses lobules, s'accentue sur les joues, les lèvres et le menton. Vue de profil, la face paraît très-allongée suivant l'axe antéro-postérieur de la tête, grâce à la procidence des lèvres qui ont peine à se rejoindre et restent continuellement béantes.

Vue de face, la malade présente l'aspect suivant. L'hypertrophie cutanée donne à la physionomie un aspect triste, une expression idiote. Au lieu de cette harmonie qui existe dans les traits et dans la coordination des saillies et des dépressions de la face, nous trouvons des sillons d'une grande profondeur et des saillies d'un relief extrême. La face se trouve ainsi décomposée en lobes informes qu'on dirait autant de pièces surajoutées. Ces lobes sont parcourus par des plis verticaux en forme de fissures.

L'épiderme de ces téguments ainsi hypertrophiés n'est le siége d'aucune production morbide, d'aucune exfoliation.

La coloration qui est à peu près uniforme sur toutes les parties hypertrophiées, est cependant un peu plus accentuée au centre; sur ses limites, elle devient moins intense, mais cesse brusquement. Cette coloration est brun cuivrée. Elle n'est nullement luisante, elle n'a aucun reflet, elle est terne.

La sensibilité de cette région, explorée par tous les moyens usuels, n'a rien révélé d'anormal, ni anesthésie, ni hyperesthésie. La sensibilité est conservée au froid, au chaud, à la piqûre, à la pression. Les tissus ne sont pas douloureux. Il n'y a pas de prurit. La malade n'éprouve aucune démangeaison.

A la palpation, les téguments donnent la sensation d'un tissu souple, élastique. En saisissant les lèvres entre les doigts, et en promenant ceux-ci sur leur surface, il est impossible de sentir au milieu de ce tissu homogène de véritables tumeurs; cependant on parvient à sentir quelques petites nodosités de la grosseur de grains de millet qui sont comme enchâssés dans le derme, et ne révèlent leur existence que par une plus grande consistance. La rougeur disparaît momentanément à la pression, l'empreinte du doigt n'est pas gardée.

Là ne se bornent point les lésions de la face Elle est aussi le siége de cicatrices nombreuses. Sur le côté droit de cette region, le long du corps du maxillaire inférieur, se voit une cicatrice blanche nacrée. Commençant au niveau de l'angle du maxillaire, elle se continue jusque vers l'os hyoïde. Son trajet est à peu près rectiligne ; elle est linéaire. Toutefois, en y regardant de près, on s'aperçoit que cette ligne cicatricielle est interrompue çà et là par quelques surfaces très-étroites de peau saine. De plus, elle est le point de départ d'autres cicatrices, linéaires aussi, mais très-courtes, qui viennent y aboutir comme les barbes d'une plume. Une de ces cicatrices est particulièrement remarquable; elle est située en avant. Son centre est de la largeur d'une lentille et envoie des prolongements étoilés très-courts. Toutes ces cicatrices sont déprimées, et la peau qui s'y insère n'est nullement plissée, si ce n'est en arrière, dans la région latérale du cou où l'on aperçoit quelques rides.

La cicatrice longitudinale que nous venons de décrire paraît être adhérente dans la plus grande partie de son étendue avec le périoste du maxillaire. Celui-ci, d'ailleurs, est le siége de petites tumeurs que l'on sent le long de la cicatrice au travers des téguments.

D'autres cicatrices existent encore à la face. A la région temporale droite, on en voit une blanche elliptique qui commence à être peu apparente. A la région sourcilière du même côté, il en existe une de même nature, ainsi qu'une autre à la racine du nez. D'autres enfin siégent sur la région du cou, en arrière des sterno-mastoïdiens.

Toutes ces cicatrices ont succédé aux tumeurs que nous avons décrites plus haut. Aucune n'a été précédée d'ulcération. Sur ce point, les renseignements que donne la malade sont aussi précis que possible.

La muqueuse de la face postérieure des lèvres est injectée, arborisée. Le corps du maxillaire inférieur est le siége de petites tumeurs ovoïdes perceptibles au toucher. La malade n'a plus de dents. La plupart sont tombées depuis un an. La langue est normale, n'offre pas d'ulcérations.

Sur le raphé médian de la voûte palatine se voit une petite ulcération oblongue, partant de la base de la luette, se dirigeant en avant; elle est longue de 7 à 8 millimètres sur 2 de largeur. Ses bords sont nets, taillés à pic; le fond en est grisâtre ardoisé et n'est le siége d'aucun bourgeonnement.

Le voile du palais est absolument mutilé. Il est le siége de trois perforations. La plus vaste est située à sa partie antérieure ; elle est elliptique, ovalaire; son grand axe se dirige de dedans en dehors et un peu en avant, au-dessus du pilier antérieur. Cette anfractuosité part de la base de la luette, de son raphé médian, et se dirige à gauche et en dehors. Il en résulte que l'arcade formée par le pilier antérieur a disparu, et que celui-ci qui est devenu rectiligne est raccourci de moitié au moins. Cette ouverture anormale a la dimension et la forme d'une amande; elle est subdivisée en deux par un pont membraneux très-mince, très-délié La partie antérieure est de beaucoup la plus vaste.

Du côté droit existe une perforation semblable. L'ulcération, au lieu de commencer au raphé médian de la base de la luette, commence seulement à 2 millimètres; elle se dirige en dehors; ses dimensions sont celles d'un noyau de cerise.

De toutes ces lésions, il résulte que la base de la luette est considérablement amoindrie, et qu'elle a même en partie disparu. Elle apparaît appendue par un pédicule très-mince, très-étroit, circonscrit par deux vastes perforations qui laissent voir la partie postérieure du pharynx. Le sommet de la luette est dévié à droite; il descend très-bas ; par son contact avec la base de la langue, il devient ainsi la cause d'une titillation continuelle et insupportable.

Le pilier antérieur gauche est le siége d'une petite ulcération qui a la même apparence que celle que nous avons décrite sur le raphé médian du voile du palais.

L'examen laryngoscopique, fait avec le plus grand soin, n'a révélé aucune lésion de l'appareil phonateur.

La muqueuse pituitaire est absolument saine et n'a jamais été malade. Elle n'est le siége d'aucune lésion. Pas d'écoulement, pas d'ozène.

Outre les lésions de la face, nous trouvons aussi chez cette malade d'autres manifestations cutanées sur le reste du tégument externe. Sur le côté droit du thorax, au niveau de la deuxième côte, à égale distance du sternum et de l'aisselle, se voit une cicatrice elliptique dans le sens vertical. Elle a une longueur de 3 à 4 centimètres sur 2 de largeur. Sa circonférence est blanchâtre, déprimée. Son centre l'est davantage et, de plus, il est recouvert de squames rongeâtres, furfuracées, très-caduques. La malade a bien suivi l'évolution de cette lésion. Là, dit-elle, en même temps que celles de la face, s'est développée une tumeur qui a acquis la grosseur d'un œuf de poule; au bout de deux mois, elle a commencé à diminuer de volume sans jamais s'ulcérer. Cette cicatrice est très-déprimée ; il y a une perte de substauce notable, il en résulte que les veines de la région qui aboutissent en ce point sont très-dilatées, sinueuses, qu'elles se dessinent nettement sous la peau, et qu'elles rappellent l'aspect de celles qu'on remarque sur l'abdomen dans les cas de cirrhose.

On voit encore des cicatrices aux deux bras. La jambe droite est variqueuse ; jamais elle n'a été ulcérée. Les crêtes des tibias sont un peu rugueuses.

Sur aucun point on ne trouve d'hypertrophie ganglionnaire.

Les fonctions digestives de la malade sont relativement bonnes. Elle supporte assez bien le traitement spécifique.

Elle est emphysémateuse. L'appareil circulatoire est normal.

Elle dort peu. Elle a de l'orthopnée. Rester au lit pour elle est un supplice. Et si l'on ajoute à cela une céphalée persistante, des douleurs ostéocopes intenses, on se fera une idée des entraves apportées au sommeil de cette malade.

Depuis le jour où elle est entrée dans le service de M. le Dr M. Raynaud, c'est-à-dire depuis le mois d'avril, la malade a été mise au traitement mixte : sirop de Gibert, 2 à 3 cuillerées par jour.

Vers le mois de juillet, l'hypertrophie de la face était notablement diminuée. La coloration aussi s'était modifiée. De rouge brune, elle s'était rapprochée de la couleur lie de vin. Le sirop de Gibert fut alors suspendu, et la malade fut mise au sirop alcalin. Son état resta le même jusqu'au mois de novembre.

A cette époque, on s'aperçut que la gorge était le siége d'une nouvelle ulcération. Elle siégeait à la partie postérieure du voile du palais, en avant du pilier antérieur, sur les côtés et à l'extrémité postérieure du rebord alvéo-dentaire gauche. Cette ulcération débuta d'emblée, sans être précédée de tumeur gommeuse ; en l'espace de huit jours, elle était parvenue à atteindre 5 ou 6 millimètres de longueur sur 2 de largeur. Elle était un peu sinueuse. Les bords en étaient taillés à pic; le fond était ardoisé, à surface lisse, sans aucun bourgeon. Tout autour de cette ulcération existait une zone érythémateuse inflammatoire.

Au bout de quinze jours environ, le bord le plus interne s'affaissa et l'ulcère s'agrandit de nouveau de ce côté. Il prit une forme à peu près ovalaire. Depuis il est resté stationnaire. Le traitement spécifique : 2 cuillerées de sirop de Gibert, fut repris aussitôt et toujours continué depuis.

1er janvier 1878. — Cet ulcère existe encore. L'état de la malade est le même qu'au mois de juillet. La céphalée seule est plus intense.

5 février. — Même état général. Du côté de la muqueuse pituitaire, nous avons d'importantes modifications à signaler. Elle est considérablement hypertrophiée. Elle est le siége de nodosités brunâtres qui font saillie dans les fosses nasales. Le diamètre de ces conduits se trouve ainsi diminué, aussi la dyspnée a-t-elle encore augmenté.

Dans cette observation deux points sont à élucider. Un double diagnostic est à faire, celui de la maladie et celui de la lésion cutanée de la face, dont nous voulons nous occuper spécialement. La malade est-elle une syphilitique et sa manifestation cutanée est-elle une syphilide ? Les faits par eux-mêmes nous semblent concluants, cependant nous ne voulons point les admettre comme évidents *à priori.* Il y a quelques points obscurs et délicats dans cette observation. Nous voulons y revenir.

Il s'agit d'une femme de 60 ans, qui au moment où nous la voyons présente des accidents tertiaires syphilitiques et nie tout antécédent. Bien plus, il est impossible de retrouver chez elle aucune trace de vérole, si ce n'est des cicatrices qui n'ont que quelques mois d'existence. Faut-il douter pour cela, un seul instant, d'une syphilis et d'une syphilis déjà ancienne?

L'histoire de cette malade est celle d'un grand nombre de vérolés, particulièrement de ceux qui appartiennent à la classe ignorante et qui sont en général assez peu soucieux de leur personne et de leur santé. On nous objectera qu'il est difficile d'admettre que cette femme ait pu arriver à la période tertiaire sans avoir eu d'accidents. Nous n'en doutons pas, mais ils ont pu passer inaperçus. Quelques syphilitides muqueuses secondaires de la gorge et la roséole n'ont guère dû l'inquiéter, n'étant point à même d'en comprendre les conséquences; nous voulons même bien admettre, mais ici s'arrêteront nos concessions, que jusqu'aux premiers accidents véritablement apparents chez cette malade, elle n'en ait eu aucun autre, si ce n'est l'initial, c'est-à-dire le chancre. Quant à celui-ci on sait combien il est fugace et peu perceptible chez la femme? Le chancre n'est-il pas souvent un rien, un presque rien. Elle n'a pas fait de traitement, mais comme c'était une femme assez robuste, elle a parfaitement pu résister aux accidents légers de la période secondaire, et la voilà qui entre d'emblée dans la période tertiaire. C'est le cas de répéter le mot de Vidus Vidius: *Magis facit inducias quam pacem morbus.*

Mais examinons de plus près encore les faits. Discutons-les un à un: nous avons deux sortes de lésions, des lésions cutanées et des lésions muqueuses. Voyons si les caractères et des unes et des autres nous amèneront à la même conclusion.

Quand on regarde la malade, on voit une bouffissure des téguments, une hypertrophie des tissus qui les composent. Leur coloration est cuivrée. C'est bien la coloration ordinaire des syphilides. Mais la lésion élémentaire manque, et si ce n'est la coloration, la manifestation n'offre aucun caractère objectif, sur lequel on puisse s'appuyer pour établir un diagnostic. Et cependant si la malade est syphilitique, il y a les plus grandes chances pour que cette dermopathie soit sous la dépendance de la syphilis. C'est ce qu'il n'est point difficile d'établir.

Jetons en effet les yeux sur le reste de la face, nous allons y trouver des cicatrices pathognomoniques. Blanches, arrondies, déprimées, nullement gaufrées, ces cicatrices, dit la malade, ont été précédées de petites tumeurs qui n'ont jamais suppuré et ne se sont jamais ulcérées. Ces renseignements n'établissent-ils pas un diagnostic précis? Ne reconnaît-on pas aussitôt la marche et l'évolution du tubercule atrophique? Examinons de près ces cicatrices, et nous les voyons déprimées, il y a eu perte de substance.

Deux cicatrices méritent une mention spéciale. C'est d'abord celle qui siége sur le thorax. Elle est très-déprimée, il y a eu atrophie, perte de substance très-notable sur place et sans ulcération, et la conséquence de cette atrophie, est une circulation veineuse entravée, une véritable tête de méduse part de ce point. L'autre cicatrice est celle qui siége le long du corps du maxillaire. Ici la scrofule pouvait donner le change, c'est en effet le lieu de prédilection des écrouelles. Eh bien, la syphilis là encore est manifeste. Les cicatrices n'ont point le caractère gaufré de celles de la strume, et de plus elles ne siégent point là ou existent les ganglions. En effet les ganglions siégent surtout dans la région parotidienne et sous-maxillaire, tandis que la ligne de tissu inodulaire que nous observons, est située en avant des régions où se trouvent ces ganglions. Cette cicatrice dont certains points s'accentuent en surface, est bien la conséquence de tubercules qui se sont atrophiés; elle n'a été précédée d'aucune ulcération, et elle est déprimée. La peau du cou qui vient y aboutir est seule un peu plissée, encore ces plis sont-ils peu accentués. Il est au contraire remarquable que sur la face, il n'y ait pas la plus petite ride de la peau produite par les cicatrices dont elle est le siége.

Toutes ces cicatrices démontrent donc bien que la malade a été atteinte d'une syphilide, et d'une syphilide tuberculeuse sèche atrophique.

Passons aux lésions buccales que, dans notre observation, nous avons cherché à détailler avec soin. Au mois de décembre 1876, la malade a un léger mal de gorge qui guérit par le traitement spécifique. Elle sort de l'hôpital le 15 février, y rentre le 15 avril. Pendant cette courte période de deux mois, sont survenues ces vastes perforations et ces ulcérations qui ont profondément mutilé son voile du palais. Ne reconnaît-on pas là les coups terribles de la vérole, n'est-on pas frappé de la rapidité et de la soudaineté de la lésion. N'est-ce pas là le meilleur caractère et le plus sûr criterium de diagnostic entre la vérole et la scrofule. Les lésions de la scrofule sont aussi graves, mais elles sont plus insidieuses, jamais aussi inattendues.

Toutefois il est heureux pour nous d'avoir pu recueillir des renseignements précis sur son premier séjour à l'hôpital. A ce moment elle avait des gommes sous-cutanées multiples, et des tubercules de la face. Sa gorge avait été malade puis avait guéri. Si nous n'avions pu contrôler ces renseignements dans le service où elle fut soignée pour la première fois, l'embarras eût certes été grand. Qui nous eût prouvé que ces lésions pharyngiennes ne remontaient pas à plusieurs années, et même à des temps assez reculés? On se serait alors trouvé en présence de deux lésions assez voisines comme siége, l'une cutanée siégeant à la face, l'autre muqueuse siégeant au pharynx. Ces deux lésions étant concomitantes, on arrivait naturellement à se demander si elles n'avaient pas entre elles un certain rapport de propagation.

C'est en effet de cette manière que se comporte souvent le lupus érythémateux de la face. Dans son mémoire sur les scrofulides graves de la gorge Homolle (1) est en effet arrivé aux conclusions suivantes :

« Le lupus de la face s'accompagne assez fréquemment de lésions de la muqueuse bucco-pharyngienne. Il faut donc toujours examiner ces parties dans les cas de scrofulides faciales.

« Ces lésions dérivent par continuité du lupus des lèvres, ou des fosses nasales ou moins souvent prennent naissance dans la bouche ou la gorge sans propagation directe. »

Lorsque nous établirons le parallèle du lupus érythémateux et de la manifestation cutanée que nous étudions, nous insisterons sur les caractères propres qui les différencient. Pour le moment nous ne voulons que discuter le caractère des lésions buccales, afin d'établir qu'elles sont bien sous la dépendance de la syphilis. Nous avons déjà parlé de la rapide évolution des lésions. C'est un caractère sur lequel nous ne saurions trop insister. Il nous en reste d'autres encore à discuter et qui ne seront pas moins probants. C'est l'âge de la malade,

(1) Homolle. Des scrofules graves de la muqueuse bucco-pharyngienne. Th. Paris, 1875.

c'est l'intégrité de sa muqueuse pituitaire, c'est l'apparence et les caractères anatomiques des lésions, c'est leur localisation, leur siége.

La localisation des lésions, nous le savons, n'apprend rien et ne peut guère aider au diagnostic. Les dermatographes ont discuté ce point délicat de l'histoire des angines et sont arrivés à des conclusions absolument opposées.

Sur les caractères des lésions nous n'avons que peu de choses à faire remarquer. Telles que nous avons été à même de les observer, elles n'offrent qu'un intérêt médiocre. Ce sont des lésions que j'appellerais volontiers guéries. Il y a bien des pertes de substances immenses et irréparables, mais les bords sont cicatrisés, et elles n'offrent plus que les caractères qui appartiennent au bout d'un certain temps, et à la vérole et à la scrofule. Nous avons cependant pu observer une ulcération dans son évolution. Elle a commencé par une érosion superficielle et imperceptible, qui bientôt s'est agrandie. Tout autour existait un cercle inflammatoire érythémateux. Quinze jours après le début l'ulcère ne fit plus de progrès. Ses bords étaient taillés à pic, sauf le côté par lequel il s'était élargi dont le bord était taillé en biseau. Le fond de l'ulcère n'a jamais présenté de bourgeons, il était ardoisé, ses bords égaux et peu élevés. Avec un stylet on a constaté que le plancher osseux n'était le siége d'aucune lésion. Cet ulcère est resté dans cet état.

L'âge? voilà qui est précieux chez notre malade, elle a 59 ans. Jamais en effet la scrofulide de la gorge ne débute à cet âge et pour preuve nous n'avons qu'à reproduire le relevé suivant que nous empruntons à la thèse de Homolle. Sur un total de 23 observations, dans lesquelles l'époque du début était indiquée, l'affection avait commencé

Avant 10 ans dans 4 cas.
De 10 à 15 ans dans 6 cas.
De 20 à 30 ans dans 3 cas.
1 fois à . . . . 40 ans.
1 fois à . . . . 44 ans.

Les scrofulides de la gorge sont donc des affections de la jeunesse. Notre malade à 59 ans. Il est inutile d'insister d'autant plus que chez elle, on ne trouve aucun antécédent strumeux ni acquis, ni héréditaire.

Arrivons maintenant à l'argument d'Hippocrate : « Naturam morborum ostendunt curationes. » Certes, on a un peu amélioré la malade par le traitement, mais le résultat s'est borné à une amélioration seulement. Depuis qu'elle est dans le service de MM. Raynaud, elle a été constamment soumise au traitement mixte (de deux à trois cuillerées de sirop de Gibert par jour). Au mois de juillet ce traitement fut suspendu, la malade était mieux, sa face avait diminué de volume et la couleur des parties hypertrophiées qui était d'abord cuivreuse, est devenue moins foncée, en ce moment elle se rapproche de la teinte lie de vin. Le traitement spécifique fut repris au mois d'octobre, lors de l'apparition de la syphilide ulcéreuse de la voûte palatine ; depuis il n'a pas été interrompu. L'état de la malade est resté le même.

Ces considérations sur le traitement de cette malade prouvent que sa syphilide est à peu près incurable, mais ne prouvent nullement qu'elle n'est pas influencée par les spécifiques. Il est incontestable en effet que l'hypertrophie a diminué, et que la coloration de la peau s'est modifiée. Seulement les parties malades sont loin d'être revenues à l'état normal, et n'y reviendront certainement pas. Cette syphilide doit être classée parmi les affections cutanées non pas seulement rebelles, mais incurables après avoir été améliorées. On ne saurait être étonné de ces caractères. Les raisons pour expliquer le fait abondent : son hygiène actuelle, son état général, son âge, l'ancienneté de sa syphilis, l'absence de tout traitement antérieur.

Cette femme est réduite à vivre depuis un an dans une salle d'hôpital. Elle passe la nuit sur pied, ou le tronc soutenu par des oreillers, s'appliquant à respirer du mieux qu'elle peut. Car outre qu'elle est emphysémateuse, elle est aussi tourmentée incessamment par la titillation de sa luette qui vient s'appliquer sur la base de sa langue ou les parois du pharynx, et détermine ainsi des spasmes.

Enfin à son âge; il est incontestable que les lésions syphilitiques ont une ténacité plus grande. Ces faits s'expliquent anatomiquement. Neumann a décrit des altérations de la peau qui sont constantes chez le vieillard. A fortiori ces lésions doivent exister lorsque, non-seulement la malade a passé 50 ans, mais encore qu'elle est atteinte de manifestations cutanées syphilitiques. Mais citons les paroles mêmes de Neumann (1): «Ce qui devait surtout frapper le dermatologue c'est que quelques affections cutanées se présentent de préférence chez des personnes âgées, sans se manifester sur la peau par d'autres effets que ceux du grattage; c'est que la coloration d'un grand nombre d'efflorescences, par exemple de syphilides papuleuses est tout autre que chez les individus jeunes, c'est enfin que chez les vieillards la plupart des maladies cutanées mettent à se guérir plus longtemps que chez les jeunes sujets.

« Les altérations de la peau chez le vieillard consistent principalement dans une atrophie du tissu du derme, liée essentiellement à des modifications de texture, qui ont été désignées sous les noms d'*opacités à fines granulations*, *de ratatinement sénile*, *et de gonflement vitreux*.

. . . .

(1) Neumann. Sur les altérations de la peau chez le vieillard, in Bulletin de l'Académie des sciences de Vienne, t. LIX. — Traduit dans : *Annales de dermatologie et de syphiliographie*

Dans le *gonflement vitreux* les faisceaux du derme ne sont absolument plus perceptibles ; ils sont absolument remplacés par une masse homogène qui a beaucoup de ressemblance avec de la gélatine coagulée. Les nerfs et les vaisseaux paraissent avoir complètement disparu : on n'aperçoit plus aucune trace des autres organes annexes de la peau.

. . . .

« Pourquoi la peau de la face est-elle le plus souvent le siége de ces altérations ? Ce fait tient sans doute à ce que dans cette région la peau est plus directement exposée à l'action des agents nuisibles extérieurs, notamment à celle de la température, et à ce que les fibres musculaires du peaucier, qui lui sont adhérentes lui impriment par la parole et les divers jeux de la physionomie, des modifications de tension plus fréquentes, et plus prononcées que dans toute autre région.

« Enfin parmi les altérations séniles il faut encore compter une diminution manifeste de l'extensibilité, et de l'élasticité de la peau.

. . . .

« La peau du vieillard une fois distendue ne peut plus revenir à son état primitif, ce qui évidemment est lié au processus d'évolution rétrograde qui a été mentionné plus haut. »

Après la lecture du mémoire de Neumann dont nous ne donnons que des extraits, nous ne devons plus nous étonner de ne pas voir les téguments de la face revenir à leur état normal. Non-seulement la vérole a modifié le derme, l'âge aussi l'a profondément modifié ; et l'iodure de potassium qui peut réparer les ravages de la syphilis, ne saurait en tout cas « réparer des ans l'irréparable outrage ». Il y a donc à tenir compte beaucoup de l'âge dans l'incurabilité de cette forme, sur laquelle le traitement spécifique a cependant fait sentir son action d'une manière très-faible, il est vrai.

De cette observation nous rapprocherons la suivante. C'est une syphilide hypertrophique diffuse de l'oreille ; on ne saurait y voir d'autre lésion fondamentale (en apparence au moins) que l'hypertrophie.

OBSESVATION II.

Syphilide hypertrophique de l'oreille (obs. communiquée par M. Fournier.)

M. X..., 51 ans, se présente à la consultation de M. Fournier au mois de juin 1871.

Il y a treize ans, il a eu un chancre, petit, éphémère, ensuite la roséole. Pendant un mois, il a suivi un traitement mercuriel, puis n'a plus eu d'accidents pendant deux ans. Alors sont survenues à la face des syphilides ulcéro-croûteuses profondes qui ont laissé des cicatrices.

Il se fit soigner par M. Ricord et guérit.

En 1870, apparition de syphilides ulcéro-croûteuses disséminées sur les joues, le cuir chevelu, les oreilles.

L'une des oreilles, la gauche, présente une déformation véritablement extraordinaire. Le pavillon est absolument déroulé, absolument plan. Il est prodigieusement épaissi; présente l'épaisseur du pouce.

Ses dimensions sont pour son diamètre vertical 10 centimètres,et pour l'antéro-postérieur 7 cent. environ.

Sa circonférence est toute bosselée, elle est formée par une chaîne de nodosités comparables comme forme et comme volume à de gros haricots.

La coloration est d'un rouge sombre très-foncée. Les téguments sont luisants mais intacts, sauf en quelques points où ils sont recouverts de croûtes peu épaisses. A la partie inférieure du pavillon se voient quelques taches de purpura.

La consistance de ces tissus ainsi hypertrophiés est celle du carton. Au centre de cette lame cartilagineuse se voit l'ouverture du conduit auditif très-petit.

Traitement : Sirop de Gibert, 3 cuillerées par jour. Bains de vapeurs.

Après quinze jours de traitement, notable amélioration. L'oreille s'était dégonflée, distendue. Les syphilides pansées au taffetas de Vigo étaient presque partout cicatrisées. Un mois plus tard l'oreille était diminuée de volume dans des proportions considérables.

En décembre, l'oreille avait continué à diminuer, cependant elle n'était pas encore revenue au volume normal. Quelques mois plus tard le résultat était obtenu.

L'oreille cependant a encore conservé un état d'empâtement qui tranche sur la consistance du reste des téguments.

NATURE DE L'AFFECTION. SA PLACE NOSOLOGIQUE.

Des considérations qui précèdent sur l'observation I, nous croyons pouvoir conclure que la malade est bien syphilitique, et que la syphilis chez elle est non-seulement en puissance mais encore en action.

Reste seule, la lésion cutanée de la face que nous n'avons point encore discutée. Les plus grandes chances existent pour que cette manifestation soit syphilitique. Mais quelle est la lésion élémentaire, à quelle forme de syphilide la rattacher? Nous avons vu que cette malade était dans la période tertiaire. C'est donc des formes tertiaires qu'il faut chercher à la rapprocher, c'est dans ces formes que nous avons des chances de trouver des analogies.

Les syphilides tertiaires se rangent sous deux chefs de la façon suivante : syphilide ecthymateuse profonde; syphilides gommeuses. Ces dernières ont été décrites sous des noms très-divers : syphilide tuberculeuse, syphilide papulo-tuberculeuse, syphilide tuberculo-crustacée, syphilide serpigineuse, lupus syphilitique, lupus vorax, esthiomène syphilitique, etc.

Toutes ces formes doivent être ramenées à une forme unique, la forme gommeuse. « Il est acquis en effet aujourd'hui, dit M. Fournier (1), que les formes morbides décrites sous ces différents noms, se rattachent toutes à un seul type, qu'elles sont toutes des dérivés, des accidents ou des complications d'une seule et même entité clinique et anatomique, la forme gommeuse.

« Ce sont des gommes, de véritables gommes développées dans la peau, et suivant le mot de Virchow, ce sont des gommes parfaites. Comme elles ce sont des tumeurs cellulaires, c'est-à-dire

(1) Fournier. Leçons sur la syphilis tertiaire.

formées par des éléments du tissu connectif, par des cellules de dimensions variables avec une gangue intercellulaire amorphe. Ce sont des tumeurs à organisation non stable, non permanentes destinées à subir assez hâtivement une dégénérescence spéciale, à mourir sur place ou à se résorber.

Ainsi se trouvent constituées les syphilides tuberculeuses ou gommeuses de la peau. Suivant leur évolution les syphilides tuberculeuses ont été divisées en syphilides tuberculeuses de forme ulcérative, et en syphilides gommeuses sèches résolutives.

Il n'entre point dans notre plan de venir faire ici l'histoire de ces syphilides, si bien décrites dans tous les ouvrages de dermatologie, mais il est certains points de leur histoire sur lesquels nous voulons insister. La syphilide tuberculeuse sèche est une manifestation cutanée très-rebelle, de longue durée qui parfois peut s'éterniser ; d'autre part dans certains cas très-rares, on l'a vue se généraliser et hypertrophier considérablement les parties au point de créer plus qu'une déformation locale, un véritable éléphantiasis. (Fournier.)

Les trois observations suivantes sont des exemples frappants de cette forme hypertrophique.

OBSERVATION III.

Syphilide gommeuse sèche de la face (obs. communiquée par M. Fournier).

Lalouette (Victorine), 36 ans, sellière, entre le 6 janvier 1877, salle Saint-Thomas, n° 25, service de M. le Dr Fournier.

Bonne santé jusqu'en 1870. A cette époque, étant enceinte de sept mois, elle reçut des coups de poing sur le ventre et sur la bouche. A la suite de ces violences, elle fit une fausse couche. Sept semaines après, à la suite de grands chagrins, elle eut une perte considérable qui fut accompagnée de fièvre. Elle guérit.

Depuis elle est souvent en proie à des insomnies. Jamais elle n'avait eu d'éruptions sur le corps, lorsqu'il y a un an elle remarqua sur la partie médiane de son menton un petit bouton de la grosseur d'une tête d'épingle, qui augmenta rapidement en étendue.

La malade inquiète entre il y a trois mois dans le service de M. le Dr Vidal, les tubercules étaient déjà nombreux et volumineux et occupaient principalement la lèvre inférieure et le menton. Après quatre semaines de traitement elle sort de l'hôpital presque guérie, il ne restait plus qu'une légère rougeur occupant le menton.

Quelques jours après sa sortie, nouvelle récidive, elle se décide à revenir à l'hôpital (6 janvier 1877). Les lésions s'étendent maintenant aux deux lèvres et à tout le menton.

La lèvre supérieure est hypertrophiée, saillante, projetée en avant. Son hypertrophie est à peu près uniforme ; elle ne présente aucun tubercule sauf vers les commissures où l'on en voit de très-petits.

La lèvre inférieure et le menton sont aussi considérablement tuméfiés, mais de plus ils sont le siége de saillies et de bosselures irrégulières, ces lésions et l'hypertrophie en particulier sont plus prononcées à gauche qu'à droite.

Ces deux régions des lèvres et du menton, ainsi modifiées par les bosselures et l'hypertrophie dont elles sont le siége, présentent une coloration cuivreuse particulièrement accentuée au sommet des tubercules.

Sur la joue gauche, on voit quelques petits tubercules.

On ne trouve aucune lésion cutanée sur le corps.

Traitement : 1 pilule sublimé de 2 centigrammes ; 3 grammes d'iodure de potassium par jour ; 2 bains sulfureux par semaine.

31 janvier. — Grande amélioration. La tuméfaction et les tubercules sont affaissés sur les lèvres. La coloration est moins intense.

Il reste au menton quelques tubérosités mollasses à coloration plus pâle.

En somme, la malade n'était pas absolument guérie. Il restait un certain degré d'épaississement, sur toutes les surfaces précédemment malades.

OBSERVATION IV.

Syphilide tuberculeuse (Annales des maladies de la peau et de la syphilis, A. Cazenave et Chaussit, 1850-51)

Le 18 juin 1850, est entrée à l'hôpital St-Louis, la nommée B.. (Léonie), âgée de 21 ans, couturière, non mariée, née à Paris. Cette jeune fille, d'une bonne constitution, d'un tempérament lymphatico-sanguin, vient réclamer des soins pour une éruption qui siége au visage, au dos, sur les bras et les jambes, éruption pour laquelle elle a déjà subi un traitement à l'Hôtel-Dieu et qui date de quatre mois environ . . .

. . . .

Pendant son séjour dans cet hôpital elle eut mal à la gorge. Lors de sa sortie, vers la fin de février 1850, elle n'avait plus d'écoulement ni de boutons, mais elle éprouvait souvent de la céphalée nocturne et elle commençait à perdre les cheveux. Jusqu'à ce moment il ne s'était développé sur la peau ni taches ni boutons, lorsqu'apparut l'éruption qu'elle porte aujourd'hui, et qui débuta par trois ou quatre petits boutons, pleins, rouges, près de l'aile gauche du nez. Les jours suivants cette éruption fit des progrès et elle ne tarda pas à envahir presque tout le visage. La céphalée persistait toujours, les cheveux tombaient aussi, et les ganglions du cou commençaient à s'engorger.

Tel était l'état de la malade au commencement d'avril, cinq semaines environ après sa sortie de l'Hôtel-Dieu lorsqu'elle fut admise dans un service à l'hôpital St-Louis. Là, elle subit un traitement par les pilules de proto-iodure de mercure, et elle sortit complètement guérie dans les premiers jours du mois de juin.

Admise une seconde fois, le 18 juin 1850, salle Ste-Marthe, hôpital Saint-Louis, nous la trouvons dans l'état suivant: Sur le front, le menton, les joues et un peu la lèvre supérieure, on voit des plaques saillantes, à relief bombé, d'une couleur cuivrée bien évidente, semblables pour la forme aux plaques tuberculeuses de l'éléphantiasis des Grecs, égalant quelques-unes la grosseur d'un œuf de pigeon. Sur les points où les plaques n'ont point acquis un tel développement, on distingue des tubercules, bien isolés, à couleur spéciale, présentant parfois au sommet une desquamation sèche grisâtre. La disposition de ces groupes tuberculeux permet d'expliquer la formation des autres plaques si volumineuses, en admettant que les tubercules, isolés d'abord, ont été réunis en une seule masse, par l'hypertrophie consécutive de la peau sur laquelle ils reposaient. Dans la suite de l'observation on verra se confirmer cette manière de voir, car sous l'influence du traitement, l'hypertrophie a disparu en premier lieu, et l'on a pu voir à la place de ces plaques si saillantes un groupe plus ou moins nombreux de tubercules bien circonscrits qui ont aussi cédé à la médication antisyphilitique.

Traitement par les iodures de mercure et de potassium.

20 décembre. — Plus de tubercules. La coloration de la peau est presque effacée sur le visage. Sur les autres points de la surface du corps elle n'existe plus.

OBSERVATION V.

Syphilide tuberculeuse pouvant en imposer pour l'éléphantiasis des Grecs. Traitement mercuriel. Guérison (Racle jeune, Annales des maladies de la peau et de la syphilis, 1851).

L... (Françoise), âgée de 33 ans, lingère, entra à l'hôpital St-Louis le 28 mars 1844 pour y être traitée d'une maladie de la peau presque générale, mais qui avait surtout occasionné une repoussante difformité du visage, sur la nature de la quelle il aurait été au premier abord très-facile de se tromper. A l'aspect léonin du visage et à la forme toreuse des membres on aurait pu croire à l'existence d'un éléphantiasis des Grecs; c'est même la première impression que l'aspect de cette malade fit sur M. Cazenave, lorsque cette malade se présenta à la consultation de l'hôpital. Mais bientôt il fit remarquer, en effet, qu'il ne s'agissait que d'une syphilide et d'une syphilide de nature tuberculeuse; les renseignements que l'on prit bientôt sur l'origine et la marche de la maladie, ses caractères surtout et enfin sa rapide guérison confirmèrent pleinement ce diagnostic. . . . .

. . . .

Après le sevrage de son dernier enfant, il y a de cela six ans et demi on sept ans, la malade vit pour la première fois apparaître sur l'extrémité du nez une tache lenticulaire papuleuse, de couleur rouge; cette tache s'accrut lentement, sans donner naissance à de la suppuration ou à la formation de croûtes. La malade n'y fit presque aucune attention, et au bout de deux ans le mal avait envahi tout le visage sans qu'elle songeât à opposer la moindre entrave à ses progrès. A cette époque l'éruption se présentait sous la forme de tubercules multiples, disséminés sur tout le visage mais isolés encore les uns des autres. Plus tard ils se groupèrent pour ne plus former qu'une seule plaque tuberculeuse continue.

Enfin ce n'est que depuis deux ans que le mal est devenu général et qu'il a envahi presque toute la surface du corps, en même temps que les points primitivement malades devenaient le siége de désorganisation de plus en plus profonde. Françoise L... n'avait encore fait aucun traitement jusqu'à cette époque, elle se décida à demander des soins, et entra dans le service de M. Cazenave présentant l'état suivant :

Presque toute la surface du corps est recouverte d'une éruption tuberculeuse qui n'épargne que la poitrine et les mains; mais elle présente surtout au visage des caractères remarquables qui donnent à la malade une physionomie tout étrange. La figure est en effet considérablement tuméfiée, les traits en sont déformés et extrêmement durs et saillants, de manière à lui donner l'aspect et la face du lion, caractère qui appartient en propre à l'éléphantiasis des Grecs: les joues sont fortement saillantes et le nez est caché profondément dans un sillon qu'elles laissent entre elles. Les lèvres sont épaissies et allongées ; le nez lui-même a doublé de longueur et de largeur et est divisé par un sillon transversal en deux parties, de telle façon que celle qui correspond au lobule paraît surajoutée; les paupières tuméfiées comme dans certains érysipèles ne s'ouvrent que fort peu, de sorte que les yeux sont profondément cachés et d'autant mieux que les sourcils sont eux-mêmes fortement hypertrophiés. Sur le front il y a d'immenses plaques tuberculeuses très-épaisses. Les oreilles ont trois fois leur volume normal et sont déformées. Ces lésions ne s'étendent pas jusqu'au col dont le tégument est sain.

La couleur des parties hypertrophiées est d'un rouge cuivreux tout particulier, et caractéristique pour les personnes habituées à voir des syphilides. C'est surtout sur le bord des plaques qu'elle est bien apparente. Lorsque l'on vient à appuyer avec le doigt sur ces plaques on y sent de distance en distance des indurations assez considérables et profondes qui se traduisent à l'extérieur par des saillies tuberculeuses ; mais dans les intervalles des tubercules, la peau est d'une mollesse remarquable, comme spongieuse et élastique.

Sur les confins de l'éruption on distingue encore par l'existence de sillons où la peau est saine, les plaques primitivement séparées qui se sont ensuite réunies. Du reste, jamais ces plaques n'ont été le siége de douleur ni de prurit. Il ne s'y est jamais fait ni suppuration ni desquamation.

. . . .

. . . .

Il est évident à l'ensemble de ces caractères que cette éruption est de nature syphilitique, et si à la première vue l'aspect singulier du visage a pu faire penser à un éléphantiasis, l'erreur n'aurait pas pu être de longue durée, on n'y retrouvait ni la coloration fauve, ni l'insensibilité ni aucun des caractères tranchés qui appartiennent si essentiellement à cette terrible maladie. C'était une syphilide tuberculeuse.

. . . .

. . . .

Sous l'influence du traitement la syphilide disparut rapidement ; mais c'est surtout l'éruption de la face qui se modifia considérablement, l'hypertrophie dont la peau et le tissu cellulaire étaient le siége disparut graduellement, de sorte que pendant le dernier mois du séjour de la malade à l'hôpital, il ne lui restait plus qu'un gonflement œdémateux du nez et des joues et une coloration d'un rouge vineux assez prononcé ; ce n'était plus du reste qu'un état purement local résultant de la désorganisation des tissus, et dont M. Cazenave espérait obtenir la disparition au moyen de la compression difficile à établir d'ailleurs d'une manière méthodique sur le visage tout entier.

La malade ne conservant plus que cette légère difformité sortit complètement guérie le 10 décembre 1844.

Ces trois observations, rapprochées de celle que nous rapportons, nous semblent intéressantes, à plus d'un titre. Ce sont des syphilides tuberculeuses, le diagnostic est aussi précis, aussi certain que possible, et l'observation IV donne pour ainsi dire l'analyse et la synthèse de cette forme. Tout d'abord ce sont des tubercules qui apparaissent en grand nombre, puis le derme s'hypertrophie, et il se forme des plaques volumineuses. Citons le texte même de l'observation. « Sur les points où les plaques n'ont point acquis un tel développement, on distingue des tubercules bien isolés. La disposition de ces groupes tuberculeux permet d'expliquer la formation des autres plaques si volumineuses, en admettant que les tubercules isolés d'abord ont été réunis en une seule masse par l'hypertrophie consécutive. » Simple supposition, peut-on objecter? Mais continuons : « Sous l'influence du traitement l'hypertrophie a disparu en premier lieu, et l'on a pu voir à la place de ces plaques si saillantes un groupe plus ou moins nombreux de tubercules, bien circonscrits, qui ont aussi cédé à la médication antisyphilitique. »

Sous l'influence du traitement, c'est l'hypertrophie qui commence à disparaître. On peut donc conclure, que cette hypertrophie est de nature syphilitique puisqu'elle cède au traitement syphilitique, avant le tubercule qui est la lésion fondamentale de la manifestation morbide.

Certes dans les trois cas qui précèdent, il n'y a point de doute à avoir; les tubercules sont patents, ce sont bien des syphilides tuberculeuses, et l'hypertrophie n'est que consécutive, elle ne semble être qu'une conséquence de la présence des nodosités intra-dermiques. Ils diffèrent donc bien de celui que nous rapportons. La lésion cutanée de sa face n'a en effet été précédée d'aucun tubercule, l'hypertrophie a débuté en nappe, et jamais pendant l'évolution aucun tubercule n'a été ni vu ni senti par la palpation. Faut-il pour cela rejeter toute analogie entre les deux formes qui nous occupent. Faut-il renoncer à faire rentrer ce que nous décrivons sous le nom de *léontiasis syphilitique* dans la forme tuberculeuse. Nous avons vu que le tubercule n'était qu'un amas de produits gommeux, formant une petite tumeur extra-dermique circonscrite. Eh bien, je pose ici la question suivante : Le produit gommeux est-t-il toujours circonscrit sous forme de tumeur, ne peut-il pas être diffusé, ne peut-il pas exister à l'état d'infiltrat dans le derme?

Voyons si dans quelques régions des infiltrations diffuses de produits gommeux se produisent. S'il en est ainsi, il nous sera permis de conclure par analogie, et la théorie que nous hasardons ne reposera plus seulement sur une intuition qui peut être trompeuse.

Cette évolution, cette disposition du produit gommeux, nous la retrouvons du côté des muqueuses. La gomme du voile du palais nous en offre un exemple.

« La gomme du palais, dit Fournier (1), est constituée originairement par une tumeur piriforme ou aplatie, solide, dure, aphlegmasique, qui se développe dans l'épaisseur du voile ; presque jamais l'on n'assiste à cette étape initiale de la maladie. Ce qu'on constate presque invariablement, comme premier phénomène, c'est un état ultérieur dans lequel l'affection se montre sous forme d'une *infil-*

(1) Fournier. Loc, cit.

tration diffuse du voile. Et alors on trouve le voile du palais tuméfié partiellement, rouge, dur, épaissi, rigide. »

A la muqueuse pharyngée cette infiltration en nappe existe aussi.

« Les lésions gommeuses de la muqueuse pharyngée (nous citons toujours M. Fournier) se présentent sous deux formes distinctes, à savoir : forme de tumeurs circonscrites ; forme d'infiltration en nappe.

« La gomme en nappe se différencie de la gomme circonscrite, en ce qu'au lieu de constituer une tumeur circonscrite de la muqueuse, elle consiste en une infiltration qui s'étend en surface, et envahit sous forme de nappe une portion plus ou moins considérable de la muqueuse pharyngée.

« C'est ainsi que l'on trouve, par exemple, la paroi postérieure du pharynx dégénérée sur une étendue variable, en un tissu dur, lardacé, résistant. Dans ce cas la muqueuse boursouflée se rapproche des parties antérieures jusqu'à arriver parfois à une faible distance de la partie la plus postérieure du voile.

« D'autres fois, l'infiltration diffuse porte sur les piliers de l'isthme qui deviennent épaissis, durs, fermes, rigides. D'autre part alors cette infiltration tuméfie la région, et lui donne l'aspect de l'hypertrophie.

« Cette forme particulière des lésions gommeuses

ne diffère pas du reste comme évolution des gommes de tout genre. » Elle se termine soit par résolution, soit par ulcération.

Transportons ces infiltrations dans le derme, et nous aurons alors les lésions que nous trouvons chez notre malade, nous aurons une infiltration gommeuse diffuse de la peau.

Une objection se présente. Sans doute le produit gommeux peut facilement évoluer et se disperser ainsi dans les muqueuses et cela pour une raison anatomique. Le chorion des muqueuses est en effet beaucoup moins dense et beaucoup moins serré que celui de la peau. Le fait est inconstestable, et nous croyons même que c'est en raison de cette disposition anatomique du derme que les syphilides diffuses doivent être rares à la peau. Mais n'avons-nous pas vu plus haut quelles modifications profondes, d'après Neumann, le derme subit dans la vieillesse. Le derme est en partie atrophié, il est remplacé par des dégénérescences diverses, qui le métamorphosent en un tissu extrêmement lâche. Lors donc que des tubercules voudront se développer dans un derme ainsi modifié, il ne peut paraître surprenant, qu'au lieu de se circonscrire, le produit gommeux ne se diffuse.

Du reste, des lésions analogues à celles que présentent les malades de l'observation I et II ont été vues plusieurs fois par M. Fournier à la face muqueuse des lèvres et plus fréquemment encore à l'inférieure que sur la supérieure. Dans un cas qui s'est présenté récemment à l'hôpital Saint-Louis, une malade offrait à la partie postérieure de la lèvre inférieure de gros bourrelets faisant une saillie horizontale d'un demi-centimètre pour le moins parcouru çà et là par des plis verticaux, en forme de fissures. A la surface de cette lésion la muqueuse était d'un rouge foncé vineux, mais l'épithélium était intact. On ne trouvait d'érosions que dans le fond des sillons, ou sur certains points en contact avec des dents ébréchées.

Cette même lésion existait encore à un haut degré sur un malade qui est resté fort longtemps dans le même service pour une lésion exceptionnellement rare de la langue dite : Glossite scléreuse généralisée. Ce qu'il y avait de remarquable dans ce cas, c'est qu'au lieu de dériver d'une syphilis ancienne la lésion était le résultat d'une syphilis maligne précoce.

DIAGNOSTIC.

Si nous considérons chez la malade, dont nous avons rapporté l'histoire, non-seulement la lésion cutanée que nous avons désignée sous le nom de léontiasis, mais encore les lésions concomitantes, c'est-à-dire les cicatrices de syphilide tuberculeuse sèche, les lésions pharyngiennes, les périostoses, enfin les phénomènes généraux, douleurs ostéocopes, céphalée, etc., si nous considérons toutes ces manifestations diverses dans leur ensemble, le diagnostic syphilis semble s'imposer de lui-même. Mais si nous éliminons toutes ces manifestations, pour n'envisager que la lésion cutanée de la face, nous trouvons dans les dermopathies des affections assez nombreuses qui peuvent la simuler, et s'en rapprocher par leurs caractères objectifs.

Les maladies constitutionnelles, la lèpre, la scrofule, nous en offrent des exemples. Il en est de même de certaines manifestations cutanées encore peu connues, telles que le rhinosclérome, le mycosis.

Passons successivement ces maladies en revue.

MALADIES CONSTITUTIONNELLES.

Lèpre. — La lèpre, cette maladie constitutionnelle qui, dans notre siècle, est disparue des climats tempérés, peut à une certaine période simuler la lésion que nous avons décrite chez notre malade. C'est dans sa période tuberculeuse. « Lorsque les tubercules, dit Bazin, siégent à la face, celle-ci présente un aspect bizarre et caractéristique. Les téguments forment une couche épaisse et proéminente, sur laquelle se détachent confusément des nodosités profondes, des tubercules d'une teinte brune ou violacée; sont creusés de rides de larges sillons; les régions sourcillières dégarnies de poils se tuméfient énormément et se projettent au devant des globes oculaires plus ou moins altérés eux-mêmes ; le nez est écrasé, élargi, réduit parfois à un moignon informe; les lèvres sont épaisses, chargées de tubercules ; les pommettes saillantes, mamelonnées, rougeâtres ; les oreilles deviennent monstrueuses. Si la malade ouvre la bouche, sa muqueuse apparaît semée de granulations ou de macules comme ecchymotiques. On note en outre l'absence de cils, de chevelure, l'aspect huileux de la peau, la fétidité de l'haleine et une expression de souffrance et d'hébétude répandue sur toute la face. C'est pour retracer sans doute ces hideuses métamorphoses que les anciens avaient employé ces dénominations de satyriasis, de léontiasis.... tirées de comparaison avec les satyres fabuleux, les lions ou autres animaux féroces. »

Sans doute on peut trouver dans l'examen comparatif de cette description et de celle de notre malade quelques points de ressemblance : la proéminence et la bouffissure des téguments par exemple. Mais il suffit de lire une description de la lèpre, et de se reporter au magnifique atlas de Daniellsenn et Boëck pour saisir immédiatement les immenses différences qui les séparent à tous points de vue. Chez notre malade, jamais nous n'avons observé ces taches fauves ou blanches, anesthésiques, si caractéristiques du début de la lèpre; jamais nous n'avons rencontré rien d'analogue au vitiligo lépreux, au stéatome éléphantiasique du tissu cellulaire.

La lésion que nous avons décrite ne présente pas de tubercules, la sensibilité n'y est nullement altérée, les lésions buccales en sont aussi distinctes que possible, il n'y a aucune altération des sourcils ni des cheveux. Tout au plus pourrait-on confondre cette forme de la lèpre avec ces syphilides tuberculeuses hypertrophiques dont nous avons rapporté des exemples. Mais encore que de différences dans les caractères objectifs des tubercules! Les tubercules lépreux sont d'un gris sale, ceux de la syphilis sont d'un rouge cuivré. Enfin les phénomènes généraux diffèrent trop pour qu'il soit besoin d'insister davantage.

Scrofule. — La scrofule, cette autre maladie que certains pathologistes tendent à considérer comme la fille de la syphilis, nous offre de nombreuses manifestations cutanées. Deux de ses formes peuvent présenter quelque analogie avec la syphilide léontiasique : c'est la scrofulide érythémateuse et la scrofulide tuberculeuse.

La scrofulide érythémateuse de Hardy, lupus érythémateux de Bazin, qu'on trouve encore désignée sous le nom d'érysipèle chronique, a son siége de prédilection sur le nez, les joues, les lèvres. D'une coloration rouge vineuse, comme toutes les scrofulides, elle s'étale en une seule plaque plus ou moins étendue, ou en plusieurs plaques de dimensions et de formes variables. La rougeur est permanente, fixe ; elle est plus ou moins vive, quelquefois tout à fait analogue à celle de l'érysipèle, d'autres fois plus livide et jaunâtre ; elle varie d'ailleurs selon les conditions dans lesquelles se trouve la malade.

Les surfaces malades sont tantôt de niveau avec la peau environnante, tantôt paraissent légèrement tuméfiées, turgescentes ; elles ne sont pas douloureuses ou offrent une légère sensibilité à la pression.

La durée de l'affection est très-longue. Quand elle guérit, la vivacité de la coloration diminue progressivement, en même temps que s'aplatit le relief qu'elle portait.

Dans le cours de ce travail, nous avons déjà eu l'occasion de discuter en partie le diagnostic de *syphilis* et de *scrofule*, en même temps que nous discutions l'ensemble des symptômes que nous présente notre malade. Nous l'avons surtout envisagé au point de vue général. Nous avons pris l'ensemble de toutes les manifestations : lésions cutanées, lésions muqueuses ; nous avons insisté sur leur marche, leur évolution, et nous les avons mises en parallèle avec les manifestations d'ensemble de la scrofule. Nous sommes ainsi arrivé à pouvoir éliminer la scrofule au profit de la syphilis. C'est qu'en effet c'est surtout dans leurs phénomènes généraux, dans leur *modus agendi*, qu'il est nécessaire de comparer les maladies, quand elles nous offrent des symptômes qui leur sont communs.

Toutefois, il nous est possible de pousser la critique encore plus loin ; il nous importe de faire voir qu'il existe des caractères véritablement tranchés entre le lupus érythémateux et le léontiasis syphilitique.

Rappelons seulement que nous avons insisté sur les rapports des lésions cutanées et bucco-pharyngiennes, et sur l'intégrité absolue de la muqueuse pituitaire, sur la rapidité d'évolution de ces lésions, et enfin sur l'absence de carie osseuse sur la voûte palatine. Néanmoins, supposons que la seule lésion que présente notre malade soit le léontiasis, et voyons par quels points il diffère de la scrofulide érythémateuse.

Le plus souvent, la scrofulide érythémateuse débute par des plaques arrondies bien limitées ; en outre, les plaques sont d'un rouge comparable à celui de l'érysipèle, c'est-à-dire luisant. Dans le léontiasis, rien de semblable. L'hypertrophie, la coloration sont apparues graduellement ; il n'y a point eu de plaques primitives ; en outre, la coloration au début était d'un rouge cuivreux caractéristique. Quelquefois, l'érythème desquame ; jamais à aucune période nous n'avons vu de squames sur la face de notre malade. Le ton de la coloration a toujours été triste, jamais luisant. La peau a toujours eu un reflet obscur, de couleur brune ; jamais cet aspect livide, demi-transparent, que l'on rencontre dans la scrofule.

En quittant la scrofulide érythémateuse pour arriver à la scrofulide tuberculeuse, nous nous éloignons des caractères objectifs de notre lésion. Et ce diagnostic, qui souvent est difficile entre la scrofulide tuberculeuse et la syphilide tuberculeuse, devient relativement facile lorsqu'il n'y a pas de tubercules. Dans une affection voisine, nous n'avons pas de tubercules proprement dits; s'ils existent, ils sont très-petits et enchassés dans le derme sous forme d'infiltrat, et, au point de vue clinique, nous leur refusons absolument le nom de tubercule. Mais à cette forme tuberculeuse franche, s'en rattache une à laquelle M. Bazin a donné le nom de forme tuberculeuse hypertrophique qui a pour siége de préférence la face. « Dans cette forme, dit-il, la face acquiert un volume monstrueux qui lui a fait donner le nom de léontiasis. Les traits disparaissent, les joues forment deux masses flasques et pendantes, donnant au doigt qui les presse une sensation d'empâtement ou mieux de rénitence élastique analogue à celui que donne la pression des tubercules du lupus. Les paupières sont énormément tuméfiées, et les yeux, semblant relégués au fond des orbites, s'aperçoivent à peine. L'ouverture de la bouche semble rétrécie par l'intumescence énorme des lèvres. Les oreilles ont un volume double de celui qu'elles présentent à l'état normal.

« L'extension progressive des tubercules a lieu dans cette forme comme dans la forme tuberculeuse simple par l'addition successive de nouveaux groupes tuberculeux, ou par des bourrelets de plus en plus éloignés du centre, à la manière de l'herpès tonsurant.

« La scrofulide tuberculeuse simple et la scrofulide hypertrophique sont deux espèces assurément très-voisines dans l'ordre nosologique, mais elles diffèrent complètement par leur marche et le genre d'altérations qu'elles font subir aux tissus. Tout se réduit au tubercule dans le premier cas, tandis qu'il s'y joint dans le deuxième une sorte d'hypertrophie générale des divers éléments constitutifs de la peau, papilles, glandes sébacées, follicules pileux ; de là une lésion complète *sui generis*, tout à fait spéciale à la scrofule, et par conséquent dépourvue de ces caractères d'analogie sur lesquels repose l'analogie des genres » (1).

De toutes les manifestations scrofuleuses, c'est évidemment cette dernière qui se rapproche le plus de l'affection que nous avons rencontrée chez notre malade, et si, faisant un parallèle des manifestations des deux grandes maladies, nous voulions trouver des lésions correspondantes, volontiers nous placerions en face de la scrofulide tuberculeuse hypertrophique le léontiasis syphilitique. Il serait

(1) Bazin. Art. Lupus in Dict. encycl. des sciences médicales.

ême, je l'avoue, assez difficile de faire ici un dia-
ıostic différentiel précis, si, comme le dit Bazin,
r l'autorité duquel nous ne saurions trop nous ap-
ıyer: « les affections tuberculeuses de la syphilis et
lles de la scrofule ne diffèrent essentiellement que
ır le cachet particulier que chacune de ces mala-
es leur imprime. Supprimez par la pensée ce puis-
nt modificateur, la maladie, et toute ligne de dé-
arcation s'efface entre les unes et les autres. »

Mais nous retrouvons le cachet même de la syphi-
s chez notre malade. Nous le trouvons dans la co-
ration, nous le trouvons dans la consistance, nous
trouvons dans la topographie de la lésion. Dans
scrofulide décrite par Bazin, la coloration est
lle des scrofulides; elle n'a pas la teinte brune
ivrée qui est celle de la syphilide. La con-
tance est bien différente : dans notre syphilide, les
ıes ne sont nullement molles, pendantes; elles
t conservé leur forme normale, seulement elles
nt considérablement hypertrophiées; elles sont
ıstiques et non pas flasques.

Enfin, au lieu d'être généralisée à toute la face,
x paupières, aux oreilles, remarquons qu'elle est
ıble, bien circonscrite, nullement envahissante
ns le cas qui nous occupe. Remarquons qu'elle est
nétrique, et que cette lésion s'est montrée avec
semble, qu'elle n'a pas débuté par un point comme
plupart des scrofulides.

Ajoutons enfin que les scrofulides attaquent surtout les jeunes sujets, d'une constitution molle, ayant été atteints ou portant encore des accidents de même nature, tandis que la syphilide n'apparaît guère qu'à une certaine époque de la vie, et nous aurons passé en revue tous les principaux signes qui peuvent servir au diagnostic différentiel de ces deux espèces.

DE QUELQUES MALADIES PEU CONNUES ET NON ENCORE CLASSÉES.

Du Rhinosclérome (1). — Les obscurités qui planent encore aujourd'hui sur le rhinosclérome nous obligent à beaucoup de réserves. En France, cette maladie cutanée n'a guère été observée ; c'est de l'école de Vienne que nous en sont venues les descriptions. Sur cette question, les pathologistes allemands semblent divisés en deux camps : les uns regardent le rhinosclérome comme une syphilide incurable; les autres, avec Hebra, le regardent comme une dégénérescence spéciale qu'on ne saurait rapporter à cette maladie,

Cliniquement, le rhinosclérome est une affection cutanée ayant pour siége à peu près constant le nez et les parties environnantes, y compris les joues et le front, affection se présentant sous forme de nodosités plus ou moins volumineuses, ou même

(1) Archiv. für Klinische chirurgie, von Langenbeck, t. XX.

d'une simple induration à limites bien nettes, à surface lisse plus ou moins brillante avec coloration normale, parfois d'un rouge brun de la peau. Le processus débute en un point quelconque de la cavité nasale, pour s'étendre de là en arrière vers le pharynx, mais non toujours, ainsi qu'en avant vers les parties extérieures du nez.

Son étiologie est obscure, mais il est vraisemblable qu'il entretient des relations avec la syphilis.

Récemment, Mikulicz a mis à profit deux cas de l'affection décrite par Hebra, et qu'il eut l'occasion d'observer dans le service du professeur Billroth, pour se livrer à un examen histologique approfondi des parties malades. Ses recherches l'ont amené à se prononcer en faveur d'un processus inflammatoire chronique à marche extrêmement lente.

Néanmoins, Mikulicz ne semble pas rejeter pour cela l'étiologie syphilitique, car il insiste sur ce fait que chez l'une des malades qu'il a observées, on trouvait des antécédents probables de syphilis ; c'était une femme qui, après avoir fait une fausse couche, avait eu par la suite des enfants qui étaient nés avec des éruptions et n'avaient vécu que quelques mois.

Nous aussi nous sommes loin de contester au rhinosclérome son origine syphilitique, mais nous ne saurions établir entre cette manifestation et le léontiasis aucune analogie. Le rhinosclérome, son nom l'indique, est une sclérose de la peau, et cette lésion, si toutefois elle est syphilitique, ne saurait être rangée dans les formes gommeuses des syphilides. Elle doit être assimilée aux lésions du tissu cellulaire que l'on rencontre dans les viscères, dans le foie, daus le rein, par exemple; c'est une véritable cirrhose de la peau due à une prolifération conjonctive. La période des productions gommeuses est déjà loin lorsque ces affections doivent se montrer. C'est à la période tertiaire avancée, à la période quaternaire de Bazin qu'il faudrait les rattacher.

Ce sont en effet les conclusions logiques qui découlent du travail de Mikulicz. D'après ses recherches micrographiques « le processus débute par une infiltration cellulaire. Les cellules infiltrées subissent dans le cours de l'affection des modifications variables, les unes se transforment en cellules fusiformes, et ultérieurement en tissu conjonctif; celui-ci constitue un réseau plus ou moins serré qui emprisonne dans ses mailles les cellules restantes. Ces dernières restent un certain temps intactes, puis dégénèrent peu à peu, de telle sorte qu'il ne subsiste plus que du tissu conjonctif rétracté. »

Entre ces lésions et celles de l'hépatite et de la néphrite interstitielle, il n'y a pas de différences. Ces lésions n'en sont peut-être pas moins syphilitiques, malheureusement contre elles le traitement spécifique est sans action.

Il existe, par conséquent, des différences immenses entre le rhinosclérome et le léontiasis syphilitique, si comme nous nous sommes efforcé de le démontrer, ce dernier est bien une syphilide gommeuse diffuse.

Nous regrettons de n'avoir point l'anatomie pathologique de notre lésion à mettre en parallèle avec celle du rhinosclérome; s'il avait pu en être ainsi, nous n'aurions pas eu besoin de discuter davantage, après comparaison des deux altérations pathologiques. Nous serons donc encore obligé, pour cette affection, de rechercher dans les symptômes objectifs, les caractères qui la différencient de la syphilide gommeuse diffuse ou léontiasis. Nous n'aurons qu'à citer une des observations de Mikulicz (1), et les caractères différentiels deviendront frappants : « L'un des malades chez qui l'affection remontait à seize ans, après avoir employé inutilement les traitements les plus variés, et en particulier la médication antisyphilitique, entra à l'hôpital avec les particularités qui suivent : Tout le squelette cartilagineux du nez, les parties avoisinantes des joues, toute la lèvre supérieure et les deux tiers externes de la lèvre inférieure sont envahis par la dégénérescence. Non-seulement les deux narines sont oblitérées, mais, en outre, le nez et les lèvres ont subi une déformation complète; à leur place, on voit une masse apla-

(1) *Archives générales de médecine*, décembre 1877.

tie, d'un rouge brun, ayant la dureté du cartilage, et dont la surface, creusée en entonnoir, constitue l'ouverture buccale, petite et arrondie. De la pointe du nez il ne reste plus de traces; à sa place, on trouve, à un niveau plus élevé, une saillie émoussée qui provient de la moitié supérieure du dos du nez. La partie qui représente la lèvre supérieure est retractée en arrière et en haut, et constitue le point le plus déclive de l'entonnoir.

« Il existe entre les parties saines et les parties altérées une ligne de démarcation bien nette.

« A sa surface, la néoplasie présente des élevures séparées par des sillons peu profonds. L'orifice buccal est réduit à un trou arrondi dans lequel on a de la peine à faire entrer le petit doigt. Les bords en sont excoriés, et présentent une grande résistance, excepté dans la partie inférieure ou l'orifice se laisse un peu dilater.

« Le professeur Billroth arriva à rendre à l'orifice buccal ses dimensions habituelles en taillant, de chaque côté, dans les parties altérées, un lambeau triangulaire. Pour rétablir la libre communication des fosses nasales avec l'extérieur, il fut obligé d'exciser dans les points où devaient se trouver antérieurement les narines, deux segments coniques de 5 millimètres environ. L'opération eut, d'ailleurs, un plein succès, et huit semaines plus tard le patient respirait librement par le nez, et il pouvait, sans difficulté aucune, introduire par la bouche toutes sortes d'aliments. »

Bornons-nous à faire remarquer deux points seulement : la constance de la lésion du nez, le début par l'infiltration de son cartilage, puis l'opération et ses suites. Si pareil traitement était appliqué au cas de léontiasis que nous avons observé, nous aurions des doutes sur l'issue. La syphilis tertiaire est, en effet, une contre-indication au traitement chirurgical. On connaît l'influence de la syphilis sur la marche des lésions traumatiques, on en connaît les funestes effets.

Il faut donc admettre que l'étiologie du rhinosclérome est peut-être la syphilis, mais que le rhinosclérome n'en est qu'une manifestation ultime, et que cette manifestation semble être affranchie au bout d'un certain temps de l'influence de la maladie qui lui a donné naissance.

De ces conclusions, rapprochons celles que nous avons formulées à propos du léontiasis : le léontiasis est une syphilide gommeuse diffuse, qui peut s'amender par le traitement. Nous voyons ainsi les différences qui existent entre ces deux affections.

Du mycosis. — Le mycosis, cette affection cutanée sur laquelle on discute encore, et que les travaux récents d'anatomie pathologique, et en particulier ceux de Demange et de Gillot, ont rattachée à la leucémie, et à laquelle ils ont donné le nom de lymphadénie, présente trois phases. Une première, caractérisée par des taches congestives fugaces ; une deuxième, caractérisée par des manifestations tégumentaires plus profondes ; une troisième par des excroissances verruqueuses et molluscoïdes. Dans la deuxième période (la seule sur laquelle nous voulons insister), au même niveau des taches congestives ou dans leurs intervalles, la peau se gonfle, s'épaissit, en prenant une consistance insolite. Elle est devenue plus sèche, rude au toucher, légèrement saillante. Bientôt la lésion se dessine plus nettement, et l'on constate la présence de plaques d'abord peu étendues, bien circonscrites, arrondies ou ovales, d'une coloration rouge sombre, donnant au doigt une sensation de rudesse et d'aspérité ; ces plaques sont le siége d'un prurit d'une grande intensité. Sur certains points elles restent isolées, bien distinctes ; sur d'autres elles s'étendent, se réunissent, et peuvent ainsi recouvrir des régions entières. Plus tard, encore, les caractères que nous venons d'énumérer s'accentuent davantage, l'épaisseur des plaques est plus grande, leur saillie plus manifeste ; leur surface est dure, rugueuse, mamelonnée, parsemée des quames blanches très-adhérentes, quelquefois sillonnée de fissures qui entament le derme plus ou moins profondément (Bazin). C'est la période des *plaques lichénoïdes.*

La lésion mycositique, ainsi constituée, peut-elle être mise en parallèle avec ce que nous décrivons sous le nom de léontiasis syphilitique? Assurément oui, d'autant plus que ces tumeurs peuvent siéger à la face et donner un facies analogue à celui que présente notre malade, facies que du reste on rencontre dans toutes les maladies cutanées non ulcéreuses de la face quand elles se compliquent d'hypertrophie, ce qui est fréquent, comme nous l'avons vu. Cependant, n'oublions pas que le lieu de prédilection des éruptions lymphadéniques est le tronc, la face interne des cuisses et le cuir chevelu. D'autres caractères vont encore nous aider à différencier l'affection. A mesure que l'éruption progresse, elle s'accompagne de démangeaisons. Chez notre malade jamais il n'y a eu de prurit, en outre sa peau ne présente pas les caractères de sécheresse qui sont habituels au mycosis. C'est pendant l'été que les lésions mycositiques s'aggravent, cst au c ontraire pendant l'été que, chez notre malade, il y a eu un peu d'amélioration. Quelquefois, au niveau des plaques lichénoïdes du mycosis, il y a de l'anesthésie, fait que nous ne rencontrons pas dans les syphilides. Enfin, le début de l'évolution de ces plaques diffère essentiellement de celui que nous observons dans le cas qui nous occupe; le gonflement et la rougeur n'ont point débuté par des plaques isolées, elles ont toujours eu la même étendue. La coloration seule a varié, elle était cuivreuse au maximum d'hypertrophie, puis s'est rapprochée de la teinte lie de vin.

Arrivons aux lésions concomitantes et aux symptômes généraux de cette affection. Dans le cas de mycosis, que Gillot a rapporté dans sa thèse, il a observé des hypertrophies ganglionnaires, et pour lui ce signe est d'une grande valeur. De plus, recherchant si des lésions analogues à celles de la peau ne s'étaient pas produites sur les muqueuses, il est arrivé à un résultat négatif. A côté de ces faits, mettons en regard les symptômes que présente notre malade : Absence complète de ganglions hypertrophiés ; du côté du pharynx, lésions énormes.

Les phénomènes généraux du mycosis sont ceux de toutes les maladies qui s'acheminent vers une période cachectique. Ils n'ont rien de spéciaux, tandis qu'au contraire nous voyons figurer dans notre observation tous les grands traits spéciaux à la syphilis tertiaire : Céphalée, douleurs ostérocopes, insomnies, etc.

CONCLUSIONS.

Après l'étude que nous venons de faire, nous croyons pouvoir formuler les propositions suivantes :

Il existe une forme de syphilide qu'on ne saurait rattacher à aucune forme jusqu'ici décrite, et dont la seule lésion appréciable semble être l'hypertrophie.

Quoique l'anatomie pathologique fasse défaut, et que par conséquent il soit impossible d'établir d'une façon précise la place nosologique de cette forme, il est cependant croyable que c'est une syphilide tertiaire, c'est-à-dire une syphilide ayant pour lésion anatomique le produit gommeux comme point de départ.

Cette forme ne différerait de la syphilide gommeuse et tuberculeuse qu'en ce que les produits gommeux, au lieu d'être circonscrits sous forme de nodosités ou de gommes, seraient au contraire disséminées sous une étendue variable, qu'ils existeraient à l'état d'infiltrat.

Cette forme, ainsi constituée, semble ne devoir jamais se terminer par ulcération. Elle se rapprocherait donc de la forme tuberculeuse sèche résolutive.

C'est une forme rebelle, en raison de son étendue

et en raison de la dissémination de ses productions pathologiques, qui envahissent les parties constituantes des tissus et les altèrent.

Elle semble avoir certains lieux de prédilection, la face en particulier.

Nous proposons donc d'ajouter à la classification des syphilides, une nouvelle forme de syphilide que nous appelons *syphilide hypertrophique diffuse de la peau* ou encore *léontiasis syphilitique*, en raison de sa localisation à la face.

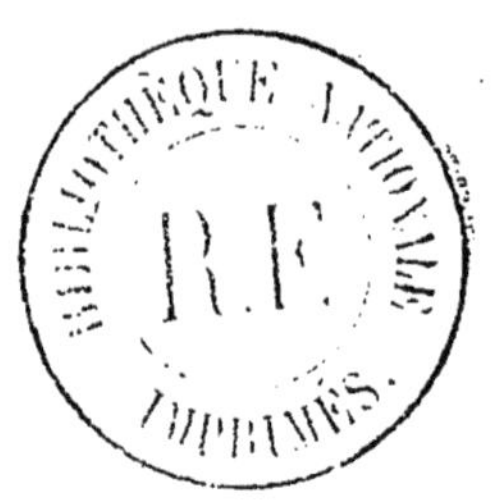

A. Parent, imprimeur de la Faculté de Médecine, rue M^r-le-Prince, 31

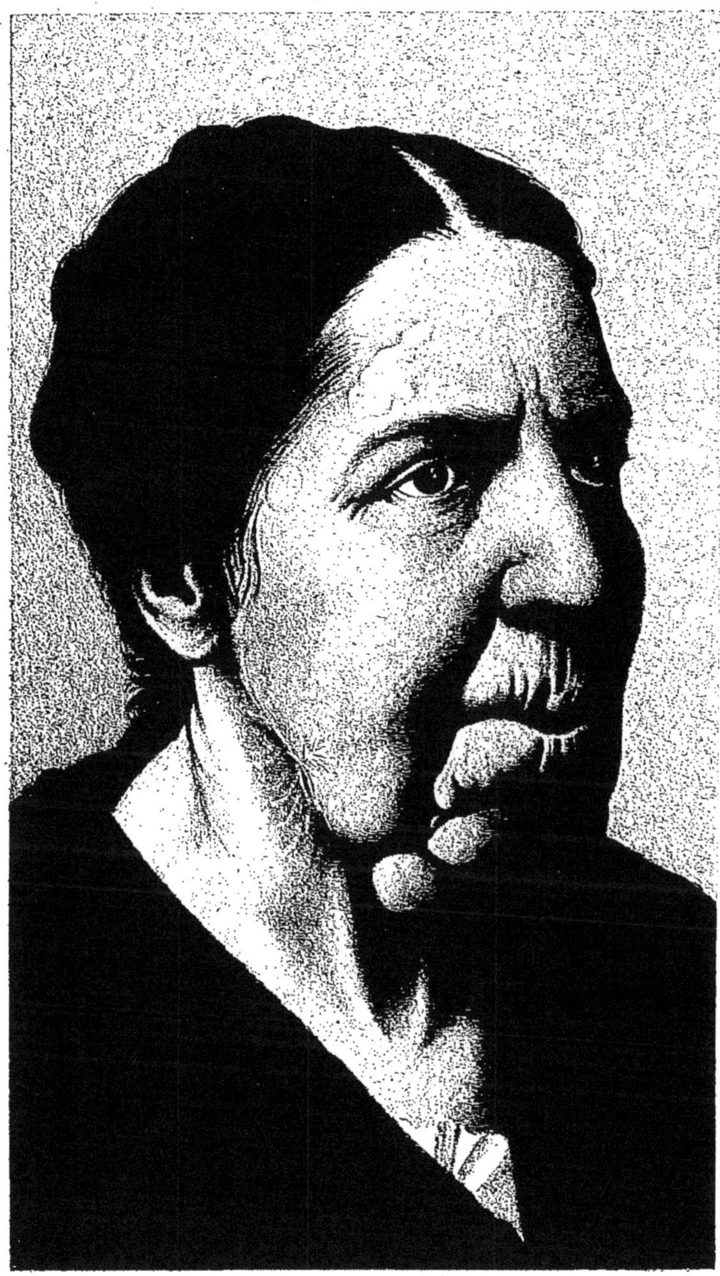

F Meheux Phot et Chromolith Impr. Lemercier et Cie, Paris.

LÉONTIASIS SYPHILITIQUE

OBS. 1

JACCOUD. Agonie, Albuminurie, Amyloïde, Angine de poitrine, Apoplexie, Bile, Bronzée (maladie), Diabète, Électricité, Encéphale, Endocarde, Endocardite, Goutte, Méninges, Moelle épinière.

JACQUEMET. Emphysème traumatique.

JAVAL. Emmétropie, Lunettes.

JEANNEL. Copahu, Cubèbe, Dépuratif, Embaumement, Émollients, Éthers, Extraits, Falsifications, Fécule, Ferment, Fumigation, Gelée, Gomme, Huiles, Liniment, Macération, Onguent, etc.

KŒBERLÉ. Aine, Bourses séreuses, Ovaires, Ovariotomie.

LABADIE-LAGRAVE. Goutte, Hydrophobie, Leucocythémie, Méninges, Moelle épinière.

LABAT. Marienbad, Mont-Dor, Manheim, Néris, Niederbronn, Orezza.

LANNELONGUE. Cornée, Gencives, Hématocèle du scrotum, Hémorrhoïdes, Lacrymales (voies) Mamelles.

LAUGIER (St.). Abcès, Anus contre nature, Brûlure, Commotion, Contusion, Cuisse, Encéphale.

LAUGIER (Maurice). Fesse, Hermaphrodisme, Hyoïde (os), Hypopyon, Lèvres, Nævus.

LE DENTU, Caves (veines), Effort, Face, Hernies, Lymphatique (système), Main, Ongle.

LÉPINE (R.). Diphthérie, Inanition.

LIEBREICH. Accommodation, Amaurose, Astigmatisme, Cataracte.

LONGUET. Lymphatique (système) [avec LE DENTU], Os [avec GOSSELIN].

LORAIN (P.). Accouchement (médecine légale), Age, Allaitement, Anémie, Chlorose, Choléra, Diphthérie, Endémie, Épidémie.

LUTON (de Reims). Aorte, Auscultation, Biliaires (voies), Catarrhe, Circulation, Cœur (anat. physiol.), Congestions, Dérivatifs, Dérivations, Dyspepsie, Entozoaires (pathologie), Estomac, Goître, Hématémèse, Indigestion, Intestin, Œsophage.

LUNIER. Crâne, Crétinisme, Folie.

MARCHAND (L.). Baumes, Belladone, Café, Champignons, etc.

MARTINEAU. Aphthes. Céphalalgie, Colique, Coma, Constipation, Crachats, Dermalgie, Émaciation, Épistaxis, Obésité, etc.

MICHEA. Démonomanie, Dynamomètre, Dynamoscopie, Extase.

MOTET. Cauchemar, Hallucinations, Illusions.

NÉLATON (A.). Artères.

OLLIVIER (Aug). Aphonie, Calculs, Cantharides, Caoutchouc.

ORÉ. Aliment, Bains, Bégaiement, Bronches, Déglutition, Moelle épinière, Nasales (fosses), Nerfs (path. chir.), Olfaction.

PAIN (A.). Asiles (asiles d'aliénés, asiles de convalescents, salles d'asile), Douche.

PANAS. Articulations, Cicatrices, Cicatrisation, Épaule, Genou.

POINSOT (de Bordeaux). Nasales (fosses) [avec ORÉ]. Olfaction.

PONCET (F.), Jambe, Lit, Nyctalopie, Ophthalmoscope.

RANVIER. Capillaires (vaisseaux), Épithélium.

RAYNAUD (Maurice). Albinisme, Artères (maladies), Azygos (veine), Cachexies, Caves (veines), Cœur (anomalies, pathologie), Diathèse, Érysipèle [avec GOSSELIN], Gangrène, Hématidrose, Maladie.

REY (H.). Géographie médicale, Mal de mer, Marais, Nostalgie.

RICHET. Anévrysmes, Carotides, Clavicule.

RICORD. Antiaphrodisiaques, Aphrodisiaques.

RIGAL (A.). Exutoires, Habitus extérieur, Langue, Mensuration, Oreillon.

ROCHARD (J.). Acclimatement, Air marin, Béribéri, Climat, Dengue, Drainage chirurgical.

ROUSSIN (Z.). Arsenic, Catalyse, Champignons, Cuivre, Désinfectants, Digitale, Empoisonnement.

SAINT-GERMAIN (L.-A.). Amygdales, Charpie, Circoncision, Crâne, Électricité, Encéphalocèle, Éponge, Hydrocèle, Ombilic.

SARAZIN (Ch.). Ambulances, Appareil, Atrophie, Bandages, Caoutchouc, Caustique, Cautère, Cautérisation, Compression, Compresseur, Cou, Dent, Dentition, Hôpital, Inguinale (région), Injection, Irrigation, Ligature, Oreille.

SÉE (Germain), Asthme.

SIMON (Jules). Atrophie musculaire progressive, Chorée, Contracture, Croup, Foie, Ictère, Muguet.

SIREDEY. Dysménorrhée, Emménagogue, Impuissance, Menstruation.

STOLTZ. Accouchement, Césarienne (opération), Couches, Dystocie, Grossesse, Leucorrhée.

STRAUSS (I.). Hydropisie, Lait, Muqueuses (membranes).

TARDIEU (Amb.). Air, Arsenic, Asphyxie, Avortement, Blessures, Digitale, Eaux minérales, Empoisonnement, Exhumation, Fœtus, Folie, Hermaphrodisme, Identité, Infanticide, Inhumation, Mort, Morve et farcin.

TARNIER (S.). Céphalématome, Cordon ombilical, Embryotomie, Forceps.

TROUSSEAU. Ataxie locomotrice progressive.

VAILLANT (L.). Entozoaires, Éponge, Limaçon, Musc.

VALETTE. Coxalgie, Cystite, Cystocèle, Écrasement linéaire, Fractures, Hanche, Luxation.

VERJON. Eaux minérales, etc.

VOISIN (Aug. Amnésie, Aphasie, Curare, Épilepsie, Hérédité.

Envoi FRANCO par la poste contre un mandat.

25 VOLUMES SONT EN VENTE.

DAVASSE (Jules). — **La Syphilis**, ses formes et son unité, 1865, in-8, 570 pages. 8 fr.

DIDAY. — **Exposition critique et pratique des nouvelles doctrines sur la syphilis**, suivie d'un Essai sur de nouveaux moyens préservatifs des maladies vénériennes, 1858, in-18 jésus de 560 pages. 4 fr.

GEOFFROY SAINT-HILAIRE (Is.). — Histoire générale et particulière des **Anomalies de l'organisation chez l'homme et les animaux**, ouvrage comprenant des recherches sur les caractères, la classification, l'influence physiologique et pathologique, les rapports généraux, les lois et causes des **Monstruosités**, des variétés et vices de conformation, ou *Traité de tératologie*. 1832-1836, 3 vol. in-8, et atlas de 20 planches. 27 fr.

HARDY (Alfred). — **De quelques modifications à introduire dans l'enseignement médical** officiel, et particulièrement dans l'enseignement de la Faculté de médecine de Paris, par le docteur Alfred Hardy, professeur à la Faculté de médecine de Paris. 1875, in-8 de 16 pages. 50 c.

IZARD (A.-A.). — **Nouveau traitement de la maladie vénérienne** et des syphilis ulcéreuses par l'idoforme. 1871, in-8 de 48 pages. 1 fr. 50

JULLIEN (L.). — **Traité pratique des maladies vénériennes**, 1878, 1 vol. in-8 de 1000 pages, avec 150 figures.

JEANNEL. — **De la prostitution dans les grandes villes** au dix-neuvième siècle, et de l'extinction des maladies vénériennes. *Deuxième édition* refondue et complétée par des documents nouveaux. 1874, in-18, x-647 pages. 5 fr.

LE ROY DE MÉRICOURT. — **Mémoire sur la chromhidrose** ou chromocrinie cutanée, suivi de l'étude microscopique et chimique de la substance colorante de la chromhidrose, par Ch. Robin, 1864, in-8, 179 pages. 3 fr.

MUSELIER. — **Étude sur la valeur séméiologique de l'ecthyma**, accompagnée d'observations recueillies à l'hôpital Saint-Louis. Rapports de l'ecthyma avec la syphilis. 1876, in-8 de 125 pages. 2 fr. 50

MOREL (B. A.). — **Traité des dégénérescences physiques, intellectuelles et morales de l'espèce humaine** et des causes qui produisent ces variétés maladives, 1857, 1 vol. in-8 de 700 pages avec un atlas de 12 planches in-4. 12 fr.

RICORD. — **Lettres sur la syphilis**, suivies des discours à l'Académie de médecine sur la syphilisation et la transmission des accidents secondaires. 1863, 1 vol. in-18 jésus, vi-558 pages 4 fr.

ORY (Eugène). — **Recherches cliniques sur l'étiologie des syphilides** malignes précoces, accompagnées d'observations nouvelles recueillies à l'hôpital Saint-Louis. 1874, in-8, 98 pages. 2 fr. 50

ROBIN (Ch.). **Traité du microscope** et des injections, de leur emploi, de leurs applications à l'anatomie humaine et comparée, à la pathologie médico-chirurgicale, à l'histoire naturelle animale et végétale et à l'économie agricole. *Deuxième édition revue et augmentée.* 1877, 1 vol. in-8, 1101 pages avec 336 fig. et 3 pl. cart. 20 fr.

ROBIN. — **Leçons sur les humeurs** normales et morbides du corps de l'homme. *Deuxième édition.* Paris, 1874, 1 vol. in-8 de xii-1008 pages, avec 35 figures, cart. 18 fr.

ROUSSEL. — **Traité de la pellagre et des pseudo-pellagres.** 1866, 1 vol. in-8, xvi-665 pages. 10 fr.

SCHPERK. — **Recherches statistiques sur la syphilis** dans la population féminine de Saint-Pétersbourg, par le docteur E. Schperk, médecin en chef de l'hôpital Kalinkinsky. Traduction du russe, par MM. D. W. Poray-Koschitz et Ch. Schwartz. 1875, in-8, 45 pages avec 5 figures. 1 fr. 50

Paris. — A. Parent, imprimeur de la Faculté de Médecine, rue M.-le-Prince, 29-31.

www.ingramcontent.com/pod-product-compliance
Ingram Content Group UK Ltd.
Pitfield, Milton Keynes, MK11 3LW, UK
UKHW020423230726
13925UKWH00004B/1585